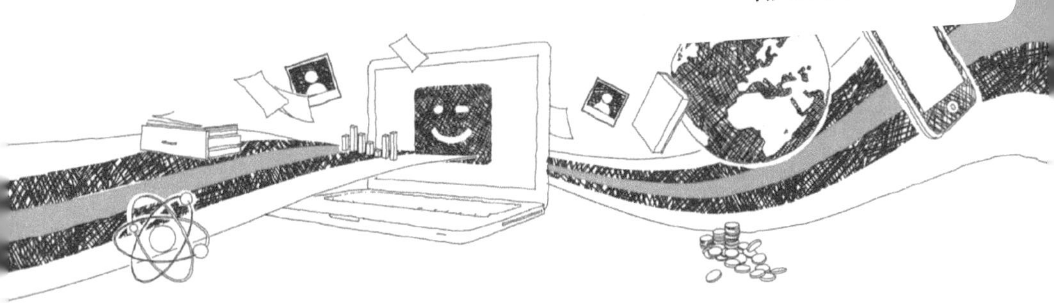

Bibliografische Information der Deutschen Nationalbibliothek:

Die Deutsche Bibliothek verzeichnet diese Publikation in der Deutschen Nationalbibliografie; detaillierte bibliografische Daten sind im Internet über http://dnb.d-nb.de/ abrufbar.

Impressum:

Druck und Bindung: Books on Demand GmbH, Norderstedt Germany
ISBN: 9783668367586

Dieses Buch bei GRIN:

http://www.grin.com/de/e-book/349736/fettreduktion-durch-gezielte-beseitigung-hormoneller-dysbalancen

Silvia Jankova

Fettreduktion durch gezielte Beseitigung hormoneller Dysbalancen

Narrative Review

GRIN Verlag

Deutsche Hochschule für

Prävention und Gesundheitsmanagement

Hermann Neuberger Sportschule 3

66123 Saarbrücken

Bachelor -Thesis

zur Erlangung des Grades

Bachelor of Arts

Titel der Abschlussarbeit:

Fettreduktion durch gezielte Beseitigung hormoneller Dysbalancen – Narrativer Review

Studiengang: Fitnesstraining

eingereicht von

Name, Vorname: Jankova, Silvia

Ort und Tag der Einreichung: Saarbrücken, 29.10.2016

Inhaltsverzeichnis

1 Einleitung und Problemstellung

Immer mehr Menschen haben heutzutage mit Übergewicht zu kämpfen. Laut einer Statistik des Robert Koch-Instituts sind 67% der Männer und 53% der Frauen in Deutschland übergewichtig (Robert Koch-Institut, 2014). Zu den Risiken, die diese chronische Krankheit mit sich bringt, gehören: Diabetes mellitus Typ II, kardiovaskuläre Erkrankungen, Malignome, Gicht und degenerative Gelenkerkrankungen (Groman, Kiefer & Rieder, 2000).

Noch immer wird Übergewichtigen empfohlen einfach weniger zu essen und sich zu bewegen um Fett zu verlieren. Dass überschüssiges Körperfett aber möglicherweise in einem hormonellen Zusammenhang zu sehen ist, wird oft missachtet (Libowski, 2016). Erst seit Kurzem ist bekannt, dass Fettgewebe das größte endokrine Organ des Körpers ist (Verspohl & Weiland, 2006). In den Fettzellen, insbesondere in den Adipozyten des viszeralen Fettgewebes, werden Substanzen gebildet, die mit dem Auftreten von metabolischen und kardiovaskulären Komplikationen zusammenhängen(Gaillard, 2007).

Einen großen Einfluss auf den Stoffwechsel und die Fettverteilung haben Sexualhormone, die auch teilweise aus dem Fettgewebe sezerniert werden (Gaillard, 2007). Ihre Konzentration wird von vielen Faktoren bestimmt. Durch einen ungesunden Lebensstil, andauernden Stress und Überernährung geraten unsere Hormonspiegel aus dem Gleichgewicht, was sich negativ auf den Körperfettanteil und die Fettverteilung auswirkt (Smith, 2016).

Im Vordergrund dieser Arbeit steht das Ungleichgewicht zwischen den Geschlechtshormonen, als eine mögliche Ursache für Übergewicht. In zahlreichen Stoffwechselprozessen des menschlichen Körpers spielen die Wechselwirkungen zwischen den Botenstoffen eine wichtige Rolle. Zu den Regulatoren des Fettgewebes gehören außer Testosteron und Östrogen zusätzlich Insulin, Cortisol und das Wachstumshormon Somatotropin (Björntorp, 1997, S. 24). Die Interaktion dieser Hormone, und wie sie sich gegenseitig beeinflussen, erklärt den Zusammenhang zwischen hormonellen Dysbalancen und Übergewicht. Nur selten werden Heißhunger, Antriebsschwäche, Müdigkeit, Übergewicht oder Osteoporose einem gestörten Hormonhaushalt zugeschrieben (Libowski, 2016, S. 125).

Das größte Problem stellt die Östrogendominanz dar, die sowohl bei Männern als auch bei Frauen durch bestehendes Übergewicht, einer Ernährung mit Kohlenhydratüberschuss, Xenoöstrogene, Dauerstress, sowie überflüssigen Alkoholkonsum begünstigt wird und letztendlich zu Krebserkrankungen führen kann(Krug, 2015).

Für eine erfolgreiche Fettreduktion und danach folgenden Erhalt eines gesunden Körpergewichts, sowie des Wohlbefindens und starker Leistungsfähigkeit, hat die Beseitigung hormoneller Dysbalancen einen hohen Stellenwert.

2 Zielsetzung

Ein gestörter Hormonhaushalt, als Ursache für das Entstehen von Übergewicht, stellt eine wenig beachtete Problematik der Fettreduktion dar. Das Ziel dieser Literaturarbeit ist es klar herauszuarbeiten, dass es einen Kausalzusammenhang zwischen hormonellen Dysbalancen und dem Übergewicht gibt. Dabei soll auf die immense Rolle der Sexualhormone in zahlreichen Stoffwechselprozessen eingegangen werden, insbesondere in Bezug auf die Wirkungsweisen von Insulin und Cortisol. Anhand der recherchierten Literaturergebnisse soll auf mögliche Schlussfolgerungen hinsichtlich der Beseitigung hormoneller Dysbalancen und einer erfolgreichen Fettreduktion hingewiesen werden.

3 Gegenwärtiger Kenntnisstand

3.1 Adipositas und ihre Risiken

In einer Evolutionsperiode von etwa 2,5 Millionen Jahren hat die genetische Ausformung des Menschen ihn in die Lage versetzt, Zeiten von Armut und Hunger zu überleben und sich dabei fortpflanzen zu können. Jedoch hat der Mensch mit Hilfe seiner intellektuellen Fähigkeiten im Verlauf einer relativ kurzen Zeitspanne von einigen Tausend Jahren seine Umwelt so weit umgestaltet, dass seine genetische Ausformung für das Überleben eher hinderlich statt förderlich ist. Mit dem zunehmenden Wohlstand steigt die Häufigkeit von Adipositas und kardiovaskulärer Erkrankungen (Wechsler, 2003, S. V).

Adipositas wird als eine über das Normalmaß hinausgehende Vermehrung des Körperfetts definiert, dabei handelt es sich um eine chronische Krankheit mit eingeschränkter Lebensqualität und hohem Mortalitätsrisiko (WHO, 2000).

Die Berechnungsgrundlage für die Gewichtsklassifikation ist der Body-Mass-Index, ein Quotient aus Gewicht und Körpergröße zum Quadrat (Speckmann, Hescheler & Köhling, 2013, S. 570).

$$BMI = \frac{\text{Köpergewicht}\,[kg]}{[\text{Körpergröße}\,m]^2}$$

In Tab. 1 ist die Gewichtsklassifikation laut der Weltgesundheitsorganisation (2000) übersichtlich dargestellt.

Tab. 1: Gewichtsklassifikation bei Erwachsenen anhand des Body-Mass-Index (WHO, 2000)

Kategorie	BMI (kg/m²)
Untergewicht	< 18,5
Normalgewicht	18,5 – 24,9
Übergewicht	25 – 29,9
Adipositas Grad I	30 – 34,9
Adipositas Grad II	35 – 39,0
Adipositas Grad III	≥ 40

Da die viszerale Fettmasse besonders mit kardiovaskulären Risikofaktoren korreliert, spielt neben dem Ausmaß des Übergewichts das Fettverteilungsmuster ebenso eine große Rolle. Die Messung des Taillenumfangs ist ein einfaches Maß zur Beurteilung des

viszeralen Fettdepots. Eine abdominale Adipositas liegt bei Frauen bei einem Taillenumfang > 88cm und bei Männern > 102cm (Berg, Bischoff, et al., 2015).
Ärzten ist es schon seit Jahren bewusst, dass Übergewicht eng mit dem metabolischen Syndrom verknüpft ist. Das metabolische Syndrom ist ein diagnostischer Begriff für die Kombination von Typ II Diabetes, Arteriosklerose und Bluthochdruck. Patienten mit einem metabolischen Syndrom zeigen mindestens drei der fünf folgenden Kriterien:

- Abdominale Adipositas
- Bluthochdruck ≥ 130/85 mmHg
- Nüchternblutzucker ≥110mg/dl
- Erhöhte Plasmatriglyzeridspiegel
- Niedrige HDL-Cholesterin-Spiegel (Silverthorn, 2009, S. 1052).

Von der Weltgesundheitsorganisation (WHO) wird inzwischen von einer Adipositas-Epidemie, die als weltweit am schnellsten zunehmendes Gesundheitsrisiko gilt, gesprochen. Im Jahr 2014 waren 2 Milliarden Erwachsene weltweit übergewichtig. Wenn sich dieser Trend nicht ändert, wird bis 2025 die Zahl an Übergewichtigen bis auf 2,7 Milliarden steigen (World Obesity Federation, 2015).

3.2 Fett als endokrines Organ

Das Fettgewebe besteht hauptsächlich aus Adipozyten, die neben ihrer Rolle als Energiedepots des Körpers ein hochaktives endokrines Organ bilden. Insbesondere im abdominalen Fettgewebe werden in den Fettzellen Substanzen gebildet, die mit dem Auftreten von metabolischen und kardiovaskulären Komplikationen verknüpft sind. Bisher sind etwa 100 Sekretionsprodukte des Fettgewebes bekannt, viele davon werden als Adipokinine und Adipozytokine bezeichnet. Zu diesen Substanzen zählen Leptin, Resistin, Adiponektin und TNF-alpha. Schon im Jahr 1994 konnte gezeigt werden, dass die Fettzellen Leptin produzieren, das eine große Rolle bei der Regulierung des Körpergewichts spielt. Adipozyten sezernieren zusätzlich noch freie Fettsäuren, Sexualhormone, Glukokortikoide und Komplementfaktoren (Gaillard, 2007). Durch Fettleibigkeit und Lipoatrophie wird die Konzentration dieser Hormone beeinflusst, was für metabolische, thromboembolische und kardiovaskuläre Komplikationen verantwortlich sein kann (Verspohl & Weiland, 2006).
In Abb.1 sind die Sekretionsprodukte der Fettzellen graphisch dargestellt.

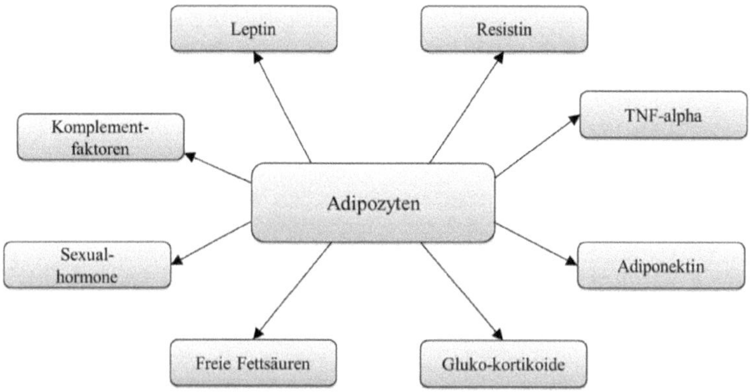

Abb. 1: Sekretionsprodukte der Adipozyten (eigene Darstellung)

3.2.1 Leptin

Leptin, ein Zytokin-ähnliches Protein, wird ausschließlich im Fettgewebe gebildet und in einer Menge proportional zur Fettzellmasse ins Blut sezerniert. Die Hauptfunktion von Leptin ist die Appetithemmung, zusätzlich hemmt es die Insulin- sowie die Cortisolsekretion, ist für die Fertilität essentiell und stimuliert die Knochenbildung (Verspohl & Weiland, 2006). Mit der Zunahme der Fettmasse steigt auch die Leptin-Serumkonzentration im Blut, was normalerweise zur Hemmung von Nahrungsaufnahme und wiederrum zur Senkung der Leptin-Serumkonzentration führt (Batra, Siegmund, & Zeitz, 2005). Im Laufe der Evolution wurde der Mensch eher mit einem Nahrungsmangel als mit einem Überschuss konfrontiert. Daher haben sich sensible Regulationsmechanismen als Konsequenz oft vorkommender Hungersnöte entwickelt, die dennoch relativ unempfindlich gegenüber zu hoher Nahrungsaufnahme sind. Bei Übergewicht sinkt die Transportkapazität des Leptins, was letztendlich zu einer Leptinresistenz führt (Kleine & Rossmanith, 2014, S. 330).

Es ist interessant zu bemerken, dass Geschlechtshormone eine widersprüchliche Wirkung auf die Leptinausschüttung haben. Östrogen induziert die Sekretion von Leptin, wobei Testosteron sie hemmt (Fried, Greenberg, et al., 2012).

3.2.2 Adiponectin

Adiponectin ist ein aus 247 Aminosäuren bestehendes Hormon, das wie Leptin nur im Fettgewebe gebildet wird (Verspohl & Weiland, 2006). Dieses Protein hat eine insulin-sensitivierende Wirkung und stimuliert die Oxidierung von Fettsäuren im Muskel (Klöting, Stumvoll & Blüher, 2007). Durch das Verringern der Konzentrationen an freien

Fettsäuren und Triglyzeriden bewirkt es eine Reduktion des Fettgehalts, ohne jegliche Änderungen hinsichtlich der Nahrungszufuhr. Zusätzlich wirkt Adiponectin, aufgrund seines entzündungshemmenden Einflusses auf die Gefäßwand, der Entwicklung von Atherosklerose entgegen (Gaillard, 2007).
Bei Menschen, die unter Adipositas leiden, ist der Plasmaspiegel dieses Hormons stark verringert, was zu einer Insulinresistenz und der Entwicklung von Diabetes mellitus Typ II führen kann (Verspohl & Weiland, 2006).

3.2.3 Tumor-Nekrosefaktor-alpha

Ein weiteres Sekretionsprodukt der Adipozyten, aber auch der Makrophagen, ist das TNF-alpha, das in vielen Gewebearten als Entzündungsmarker bekannt ist (Verspohl & Weiland, 2006). Es ist ein parakriner Regulator, der die Insulin-Sensibilität in den Fettzellen reduziert und dadurch eine erhöhte Produktion von freien Fettsäuren und Hypertriglyzeridämie verursacht (Gaillard, 2007).

3.2.4 Resistin

Resistin, ein Adipokin, das TNF-alpha ähnlich ist, steigert die Insulinresistenz in Muskel- und Leberzellen. Seine Wirkung konnte bisher nur in Tierexperimenten gezeigt werden, wobei übergewichtige Mäuse eine erhöhte Konzentration an Resistin aufwiesen. Nach einer Gabe von Antikörpern gegen Resistin sank der Blutzuckerwert und die Insulinsensitivität stieg bei den Mäusen wieder an. Bei Menschen konnte nur ein Zusammenhang zwischen der Resistinexpression und Adipositas nachgewiesen werden, aber die Rolle von Resistin bei der Entstehung einer Insulinresistenz ist bisher noch unklar (Sonnleitner, 2010).

3.3 Blutzuckerregulation

Das folgende Kapitel beschäftigt sich mit den zwei Schlüsselhormonen der Regulation des Kohlenhydratstoffwechsels. Die Konzentration der Glukose im Blut wird durch die antagonistischen Wirkungen von Insulin und Glukagon reguliert (Silverthorn, 2009, S. 1039). Insulinresistenz als Folge einer gestörten Glukosetoleranz stellt einen wichtigen Punkt dieser Arbeit dar und wird im Unterkapitel 3.3.3 erläutert.

3.3.1 Insulin

Das Proteinhormon Insulin wird aus den Beta-Zellen des Pankreas sezerniert und ist für den Substrattransport in die Muskel- und Fettzellen verantwortlich, aktiviert die Enzyme für die Energiespeicherung, hemmt die substratmobilisierende Enzyme und stimuliert die Proteinsynthese. Ein Anstieg des Blutzuckerspiegels ist der wichtigste Sekretionsreiz für Insulin. Bereits innerhalb einiger Minuten nach der Nahrungsaufnahme steigt die Insulinkonzentration im Blut beträchtlich an. Die aufgenommenen Nahrungsbestandteile (Aminosäuren, Glukose und Lipide) werden mit Hilfe dieses anabolen Hormons in den Muskel-und Fettzellen gespeichert (Fischli & Spinas, 2011, S. 112).
Abb. 2 stellt die wichtigsten Wirkungen von Insulin auf die Stoffwechselprozesse in der Leber, im Muskel- und Fettgewebe dar.

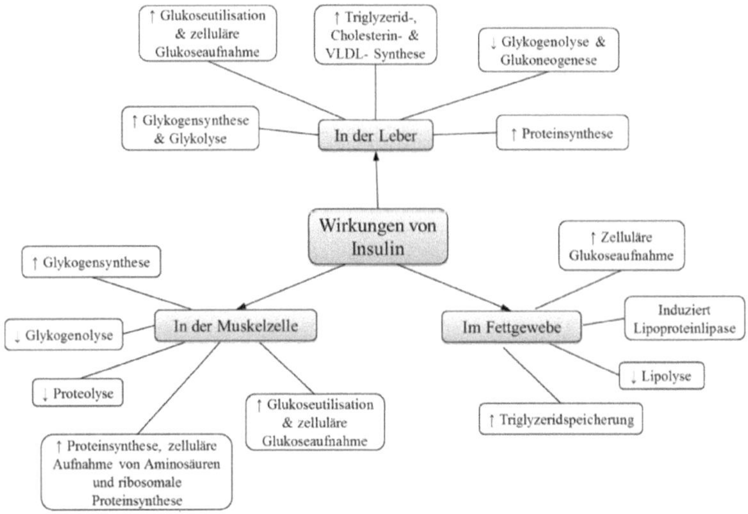

Abb. 2: Wirkungen von Insulin auf die Leber, Muskelzelle und Fettgewebe (eigene Darstellung in Anlehnung Fischli & Spinas, 2001, S. 112)

3.3.2 Glukagon

Glukagon ist der direkte Gegenspieler von Insulin und wird in den A-Zellen der Langerhahns-Inseln des Pankreas gebildet. Es ist ein Peptidhormon, das aus 29 Aminosäuren besteht. Der wesentliche Effekt von Glukagon ist der Abbau von Glykogen zur Bereitstellung von Glukose und damit die Erhöhung des Blutzuckerspiegels. Dadurch erfüllt es seine Hauptfunktion, nämlich die Sicherung der Versorgung des Gewebes, ins-

besondere des Gehirns, mit Glukose. Bei einem Abfall der Glukosekonzentration im Blut transportiert Glukagon Ketonkörper zum Gehirn. (Klinke, et al., 2010, S. 558).
In erster Linie wirkt Glukagon auf die Leber und auf das Fettgewebe. Auf das Muskelgewebe hat es keinen direkten Einfluss. In der Leber stimuliert es die Glykogenolyse, die Glukoneogenese und hemmt die Glykogensynthese sowie die Glykolyse. Im Fettgewebe aktiviert es die Lipoproteinlipase zur Bereitstellung von freien Fettsäuren im Prozess der Lipolyse (Speckmann, Hescheler & Köhling. 2013, S. 733).

Das Verhältnis von Insulin zu Glukagon bestimmt den Nettoeffekt dieser Peptidhormone auf den Stoffwechsel. Ihr Zusammenspiel hält die Konzentrationen an Glukose und freien Fettsäuren im Blut innerhalb bestimmten Grenzen konstant. Beispielsweise fördert eine kohlenhydratreiche Mahlzeit die Insulinsekretion und unterdrückt die Glukagonsekretion um eine Hyperglykämie zu vermeiden. Hingegen führt eine proteinreiche Mahlzeit, über den Anstieg der Aminosäurenkonzentration im Blut, zur Ausschüttung von Insulin als auch von Glukagon. In diesem Fall wird eine Hypoglykämie als Auswirkung der Insulinsekretion verhindert, indem Glukagon für die hepatische Glukoseproduktion sorgt (Speckmann, Hescheler & Köhling. 2013, S. 734).

3.3.3 Insulinresistenz

Eine Insulinresistenz steht im Mittelpunkt einer generalisierten Stoffwechselstörung, die der Manifestation des Diabetes mellitus Typ II bereits um Jahre vorausgeht. Von einer Insulinresistenz spricht man, wenn die biologische Antwort auf das endogen oder exogen zugeführte Insulin vermindert ist, so dass Insulin seine Wirkung an und in der Zielzelle nicht mehr vollständig entfalten kann. Um das reduzierte Ansprechen der Zielorgane zu kompensieren, wird von den Beta-Zellen des Pankreas vermehrt Insulin ausgeschüttet. Nach vielen Jahren einer unphysiologisch hohen Insulinproduktion kann die Insulinsekretion nicht weiter gesteigert werden, was im Nachhinein zu einer gestörten Glukosetoleranz führt. In dieser Phase kann der Organismus die Glukose-Spitzen nach der Nahrungsaufnahme nicht mehr auffangen, weil die Zellen gegenüber Insulin bereits zunehmend resistent geworden sind. Der Nüchternblutzucker bleibt schließlich anhaltend hoch und manifestiert Diabetes (Labor Diagnostik Karlsruhe, 2016).
In Abb. 3 ist das Entstehen einer Insulinresistenz bei Übergewicht schematisch dargestellt.

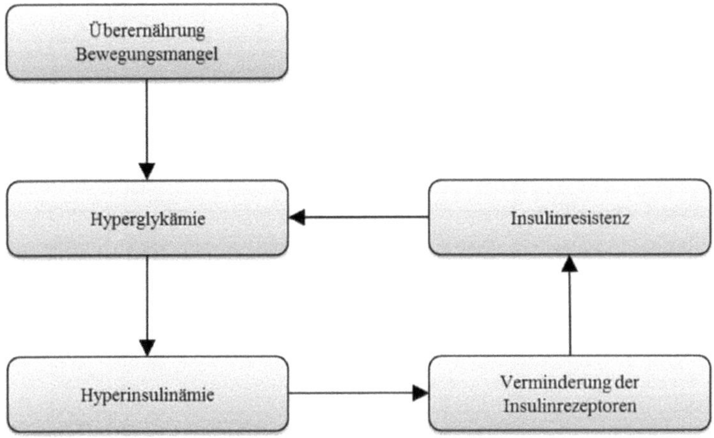

Abb. 3: Entstehen einer Insulinresistenz bei Übergewicht (eigene Darstellung)

Bei Übergewichtigen bildet sich mit der Fettsucht eine zunehmende Insulinresistenz aus. Überernährung, insbesondere in Form von einer kohlenhydratreichen Kost, führt zu einer Hyperglykämie, die anschließend zu einer Hyperinsulinämie führt. Zusätzlich werden die Insulinrezeptoren auf den eigentlich reaktiven Zielzellen reduziert, was letztendlich zusammen mit einer ständigen Hypersekretion von Insulin in einer Insulinresistenz resultiert (Kleine & Rossmanith, 2014, S. 383).

Zu den entscheidenden Faktoren für die Pathophysiologie der Insulinresistenz gehört auch der erhöhte Spiegel der freien Fettsäuren, die an der Skelettmuskulatur eine kompetitive Hemmung der Glukoseaufnahme und ihrer Verwendung bewirken. Bedingt durch die freien Fettsäuren nach einer fettreichen Mahlzeit sinkt die Insulinsensitivität von Muskeln innerhalb von drei Stunden auf die Hälfte ab und die Glukoseneubildung in der Leber wird stimuliert, wodurch ein weiterer Anstieg des Blutzuckerspiegels folgt (Labor Diagnostik Karlsruhe, 2016).

3.4 Das Wachstumshormon Somatotropin

Das Wachstumshormon, auch Somatotropin genannt, wird im Vorlappen der Hypophyse produziert. Es ist ein Protein, das aus 191 Aminosäuren besteht und dessen Wirkung streng artspezifisch ist. Das Somatotropin ist für die Mobilisierung der Fettsäuren aus dem Fettgewebe verantwortlich und führt dadurch zu einem Abbau von Fettdepots. Es erhöht die Blutzuckerkonzentration durch Förderung der Gluconeogenese in der Leber und durch die Verringerung der Glucoseaufnahme im Muskel- und Fettgewebe.

Zusätzlich steigert es die Aufnahme von Aminosäuren und die Proteinsynthese im Muskelgewebe. Für diesen Antagonist von Insulin ist Hypoglykämie ein wichtiger Sekretionsreiz und wird überwiegend in der ersten Tiefschlafphase ausgeschüttet. Indirekt fördert dieses Hormon das Knorpel-, Knochen- und das Muskelwachstum (Mutscher, Schaible & Vaupel, 2007, S. 548). Seine Sekretion wird durch die Konzentration von Estradiol, DHEA und Testosteron ko-reguliert. Ein Mangel an Somatotropin manifestiert sich durch die Abnahme von Muskelmasse, die Zunahme des Körperfetts, die Reduktion des Bindegewebes, Abnutzungserscheinungen an der Knorpeloberfläche, Osteopenie, Verlust von wichtigen ZNS-Funktionen und die Reduktion der Immunfunktion (Wolf, 2009). Ein Überschuss an Wachstumshormon kann zu einer gestörten Glukosetoleranz und zu Diabetes mellitus Typ II führen (Palitzsch, 2015).

Das Wachstumshormon ist vor allem ein nachtaktives Hormon. Seine schlankmachende Wirkung wird durch ein proteinreiches und kohlenhydratfreies Abendessen, sowie einen erholsamen Schlaf gefördert (Pape, Schwarz, Trunz-Carlisi & Gillessen, 2006, S. 38).

3.5 Stress und Übergewicht

Psychischer Stress hat nachhaltige Wirkungen auf das körperliche und seelische Wohlbefinden des Menschen, was sich anhand der Anfälligkeit für viele Krankheiten äußert. Eine der zahlreichen physiologischen „Stresssysteme“ stellt die Hypothalamus-Hypophysen-Nebennierenrinden-Achse (HPA-Achse) dar. Es handelt sich dabei um eine dreigliedrige Hormonachse, bestehend aus dem hypothalamischen Peptidhormon Corticotropin-Releasing Hormon (CRF), dem hypophysären Peptidhormon Adrenocorticotropes Hormon (ACTH) und dem Nebennierenrinden-Steroid Cortisol. Diese Hormone bilden eine negative Rückmeldeschleife, um eine optimale Regulation der Produktion und Sekretion der Botenstoffe zu gewährleisten (Silverthorn, 2009, S. 1073).
Abb. 4 dient einer vereinfachten graphischen Darstellung der HPA-Achse.

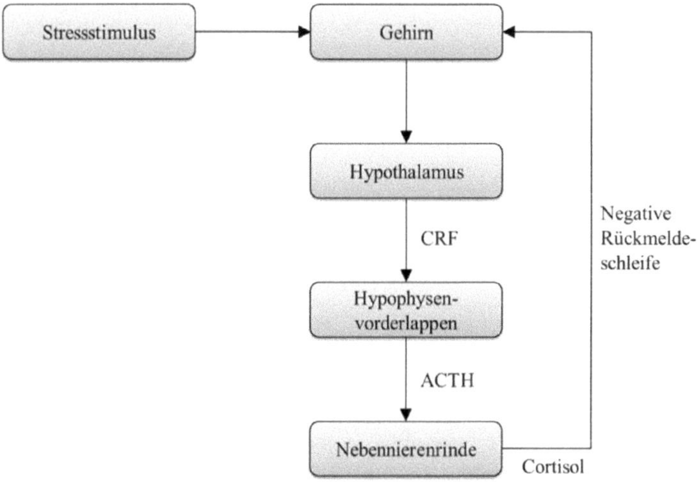

Abb. 4: Hypothalamus-Hypophysen-Nebennierenrinden-Achse (eigene graphische Darstellung, in Anlehnung an Klinke, Pape, Kurtz & Silbernagl, 2009, S. 537)

Ursächlich wird eine Dysfunktion der HPA-Achse in Verbindung mit der Entstehung von viszeralem Adipositas, Depression, Krebs und Neurodermitis gebracht. Cortisol, als Endprodukt der HPA-Achse, beeinflusst aufgrund seiner hohen Fettlöslichkeit und des geringen molekularen Gewichts den Körperstoffwechsel, das Immunsystem und das Gehirn. Zusätzlich steuert es den Eiweiß-, Kohlenhydrat- und den Fetthaushalt. Aus psychobiologischer Sicht erfolgt eine Aktivierung der HPA-Achse insbesondere bei neuen, unvorhersehbaren, unkontrollierbaren und mehrdeutigen Situationen. Die Cortisolausschüttung dient der mittelfristigen Sicherung der Energiebereitstellung (in Form von Glukose) und unterstützt die Kampf-Fluchtreaktion (Kirschbaum, 2001). Zusammen mit anderen Glukokortikoiden gehört Cortisol zu den wichtigen Regulatoren der Essgewohnheiten und der Nahrungsauswahl. Ein hoher Cortisolspiegel im Anschluss an eine Stresssituation bewirkt stressbedingtes Essverhalten, wie zum Beispiel Heißhunger (Vicennati, et al., 2009).

Die natürliche Sekretion von Cortisol folgt einem stabilen zirkadianen Rhythmus. Seine höchsten Plasmakonzentrationen im Blut finden sich am Morgen und niedrigsten am Abend. In Abhängigkeit vom der Mahlzeit tritt eine zusätzliche Cortisolsekretion zur Mittagszeit auf. Bei psychischen Belastungen, wie Stress, Angst oder Wut und bei vielen Krankheiten wird vermehrt Cortisol produziert. Wenn die belastungsinduzierte Mehrsekretion über eine längere Zeit anhält, wird auch während der zweiten Tageshälf-

te Cortisol sezerniert, was zu einer Störung des zirkadianen Rhythmus führt (Klinke, Pape, Kurtz & Silbernagl, 2010, S. 544).
Abb. 5 stellt die Schwankungen des Cortisolspiegels im Laufe des Tages dar.

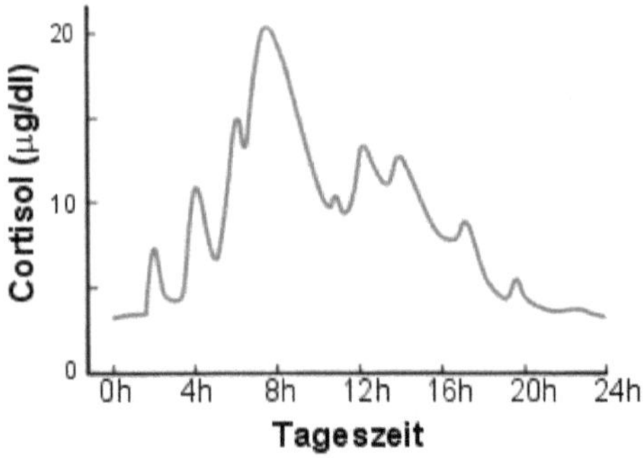

Abb. 5: Zirkadianer Rhythmus von Cortisol (Guyton & Hall, 2000,S. 956)

Zu den Auswirkungen von Cortisol auf den menschlichen Körper zählen:

- Förderung der Gluconeogenese in der Leber
- Erhöhung der Blutglukosekonzentration
- Steigerung des Proteinabbaus im peripheren Gewebe und Erhöhung der Aminosäurekonzentration im Blutplasma
- Erhöhung der Lipolyse für die Energiebereitstellung
- Stressbedingte Unterdrückung des Immunsystems
- Verminderte Aufnahme von Calcium und erhöhte Ausscheidung über den Urin
- Stimmungsschwankungen, Verschlechterung der Gedächtnisleistung und Lernfähigkeit (Silverthorn, 2009, S. 1074).

Hyperkortikolismus, auch Cushing-Syndrom genannt, entsteht durch eine länger anhaltende Übersekretion von Cortisol. In diesem Zustand sind alle Wirkungen von Cortisol in pathologischen Maßen ausgeprägt:

- Hyperglykämie mit diabetischer Stoffwechsellage
- Hypertonie mit Hypernatriämie und Hypokaliämie
- Osteoporose aufgrund des Kalziumkatabolismus
- Muskelatrophie
- viszerale Adipositas (Klinke, Pape, Kurtz & Silbernagl, 2010, S. 544).

3.6 Einfluss von Geschlechtshormonen auf das Fettgewebe

Östrogen und Testosteron gehören zu den Sexualhormonen. Oft wird Östrogen als das „weibliche" und Testosteron als das „männliche" Hormon bezeichnet, obwohl sie von beiden Geschlechtern schon ab der 6. Fetalwoche gebildet werden. Der Spiegel dieser Hormone ist bei Männern und Frauen zwar unterschiedlich hoch, doch im Normalfall sind die Verhältnisse stets fein ausbalanciert (Krug, 2105).
Sexualhormone haben einen indirekten Einfluss auf die Aktivität der Schilddrüse und damit auch den Grundumsatz, auf die Insulinausschüttung aus der Bauchspeicheldrüse und den Säure-Basen-Haushalt des Körpers. Sie werden hauptsächlich in den Gonaden aus Cholesterin synthetisiert. Jedoch können sowohl Männer als auch Frauen in ihren Adipozyten Testosteron zu Östrogen mit Hilfe des Enzyms Aromatase umwandeln. Bei Adipositas heißt es: je höher der Fettanteil, desto höher ist der Östrogenspiegel und niedriger der Testosteronspiegel (Libowski, 2016).

3.6.1 Androides und gynoides Fettverteilungsmuster

Adipositas lässt sich bezüglich der Verteilung des Fettgewebes in zwei Haupttypen unterteilen. Gynoide Adipositas, bei der sich die Fettmasse an den Oberschenkeln und an der Hüfte sammelt, wird als Birnenform charakterisiert. Androide Adipositas, auch als Apfelform bezeichnet, bedeutet durch die vorwiegende Fettanlagerungen am Bauch ein deutlich höheres Gesundheitsrisiko, insbesondere hinsichtlich Erkrankungen der Herzkranzgefäße, Bluthochdruck und Diabetes mellitus Typ II (Weiner, 2002).
Abb. 6 stellt den Unterschied zwischen der androiden und der gynoiden Fettverteilung dar.

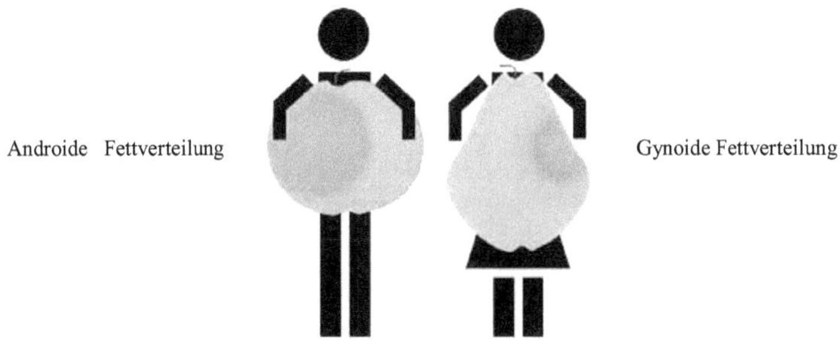

Abb. 6: Androide und gynoide Fettverteilung (Universitätsklinikum Ulm, 2013)

Bei Frauen sorgen Östrogene tendenziell für eine Reduktion des Körperfetts, wohingegen ein Östrogenüberschuss für das gynoide Fettverteilungsmuster verantwortlich ist. In der Menopause, wenn die Östrogensynthese stark reduziert ist und der Östrogenspiegel stark absinkt, ändert sich das Fettverteilungsmuster folglich in Richtung Android. Ursächlich für dieses Phänomen wird ein Ungleichgewicht zwischen Androgenen und Östrogenen gesehen. Androgene, vor allem Testosteron, sind bei Männern für das androide Fettverteilungsmuster verantwortlich, wobei der Testosteronspiegel eines gesunden Mannes die Akkumulation von viszeralem Fettgewebe verringert. Männer mit einem metabolischen Syndrom leiden oft an Hypoandrogenismus, aufgrund erhöhter Aromatisierung von Testosteron in Östrogen im Körperfettgewebe (Alemany, 2012, S. 273).

Im abdominalen sowie in gluteofemoralen Fettgewebe befinden sich Rezeptoren, die auf unterschiedliche Weise durch endokrine Stoffwechselprozesse beeinflusst werden. Das Enzym Lipoproteinlipase spielt im Fettmetabolismus eine wichtige Rolle. Es katalysiert die Spaltung der im Blut zirkulierenden Triglyzeriden in freie Fettsäuren, die entweder für eine Energiegewinnung oder Energiespeicherung verwendet werden. Eine Vielzahl epidemiologischer Studien aus den letzten Jahren weist darauf hin, dass die Körperfettverteilung unabhängig vom absoluten Ausmaß der Adipositas für die Entstehung einer Insulinresistenz von entscheidender Bedeutung ist. Mit einer zunehmenden abdomineller Adipositas steigt nämlich das Risiko für Diabetes, kardiovaskuläre Komplikationen und Gesamtmortalität (Mai & Spranger, 2007).

Wie das Körperfett im menschlichen Körper verteilt ist, wird, wie schon erwähnt, durch die Geschlechtshormone Testosteron und Östrogen reguliert. Darüber hinaus haben Cortisol, Insulin und Somatotropin auch einen großen Einfluss auf die Fettverteilung, da diese Botenstoffe genauso zu den Regulatoren des Fettgewebes gehören (Björntorp, 1997, S. 24).

Sexualhormone haben eine natürliche antidepressive Wirkung. Bei übergewichtigen Männern sind die Androgenwerte erniedrigt und die Cortisolwerte erhöht, wobei ein Cortisolüberschuss oft mit Depression verbunden ist. Dieses Phänomen unterstreicht die Wichtigkeit der Sexualhormone für eine gesunde Gehirnfunktion, das Wohlbefinden und alle physiologischen Abläufe im menschlichen Körper. Testosteron ist der Hauptantagonist von Cortisol bei Männern und Östrogen ist der Hauptantagonist von Cortisol bei Frauen (Alemany, 2012, S. 279).

3.6.2 Testosteron

Testosteron ist das wichtigste anabole Hormon in unserem Körper. Es hilft den Zellen Energie aus der Nahrung zu gewinnen, um die Muskel-, Gehirn- und Knochenfunktion zu unterstützen. Testosteron beeinflusst auch das Wachstumshormon Somatotropin und verbessert die Insulinsensitivität, da es bei der Blutzuckerregulation hilft. Es wirkt hypertropisch auf die Muskulatur und reduziert den Fettanteil vor allem in der Körpermitte. Bei Frauen, die einen gesunden Testosteronspiegel aufweisen, steigert es die Libido, verbessert das emotionale Wohlbefinden, reduziert den Fettanteil, unterstützt den Muskelaufbau und sorgt für starke Knochen (Smith, 2016). Ein Testosteronüberschuss ist bei Frauen ursächlich für das Entstehen einer Insulinresistenz und Übergewicht, da Testosteron beim weiblichen Geschlecht die Insulinsensitivität der Zielzellen senkt (Varlamov, 2016, S. 4).

Bei Männern wird Testosteron in den Hoden aus Cholesterin über Vorstufen wie Dihydroepiandrosteron (DHEA) und Androstendion produziert. Auf den Serumspiegel von Testosteron wirken sich die Enzyme Aromatase, das das Testosteron in Östradiol umwandelt und 5-Alpha-Reduktase, welches Testosteron in das potente Dihydrotestosteron bei Männern umwandelt, aus (Kampitsch & Zippel, 2016, S. 25).

Das viszerale Fettgewebe, das sich zwischen den Organen befindet, steht bei Männern in einer engen Wechselwirkung mit Testosteron. Ein Mangel an Testosteron fördert die Akkumulation von viszeralem Fett und dem damit zusammenhängenden metabolischen Syndrom (Schaaf, 2015). Zusätzlich besteht eine Korrelation zwischen Testosteronmangel und vermehrtem Bauchfett sowie schlechten Cholesterinwerten, der Resistenz von Zellen gegen Hormone und entzündliche Reaktionen. Viele aktuelle Studien zeigen, dass Testosteron den Fettabbau fördert und sein normaler Spiegel die krankmachende Wirkung von Insulin verhindert. Testosteronmangel kann beim Mann die Entstehung von Diabetes mellitus Typ II, chronische Müdigkeit und Depression verursachen (Stelzer, Stelzer & Stelzer-Weigt, 2007). In einer Studie in den USA wurden 44 übergewichtige Männer mit Diabetes mellitus Typ II, die einen Testosteronmangel aufwiesen, mit einer Testosteronersatztherapie behandelt. Die Studie verlief über einen Zeitraum von 6 Monaten, wobei die Probanden 3 kg Körperfett verloren und zugleich 3 kg Muskelmasse gewannen. Der Fettverlust konzentrierte sich auf den Körperstamm und die Arme, während die Muskelmasse am ganzen Körper zunahm. Zusätzlich nahm die Insulinresistenz bei den Probanden deutlich ab (Zitzmann, 2009).

Tab. 2 dient einer übersichtlichen Darstellung der geschlechtsspezifischen Wirkungen von Testosteron auf die Stoffwechselprozesse.

Tab. 2: Geschlechtsspezifischen Wirkungen von Testosteron (eigene Darstellung in Anlehnung an Varlamov, 2016, S. 3)

Einfluss von Testosteron auf folgende Stoffwechselprozesse	bei Männern	bei Frauen
Insulinsensitivität und Energiestoffwechsel in der Skelettmuskulatur	erhöht	senkt
Insulinsensitivität der Muskelzellen	erhöht	senkt
Myogenese	erhöht	erhöht
Insulinaktivität im Fettgewebe	erhöht	senkt
Lipolyse	kein Effekt	senkt
Adipogenese	senkt	senkt
Insulinaktivität in der Leber	erhöht	senkt
Lipogenese in der Leber	senkt	erhöht

3.6.3 Östrogen

Östrogen wird bei Frauen in den Eierstöcken aus Cholesterin synthetisiert. Abhängig vom Zyklustag werden zwischen 70-500 µg Östradiol pro Tag gebildet (Kampitsch & Zippel, 2016, S. 24). Eine normale Östrogenproduktion hängt eng mit der weiblichen Fortpflanzungsfähigkeit und dem Energiestoffwechsel zusammen. Östrogen schützt Frauen vor Übergewicht und dem metabolischen Syndrom. Im peripheren Gewebe erhöht es die Lipidmobilisation durch die Hemmung der Lipogenese in der Leber und stimuliert die Spaltung von Triglyzeriden aus dem Fettgewebe. Außerdem kann Östrogen die Funktion der Beta-Zellen des Pankreas von ovarektomierten Frauen und übergewichtigen Männern schützen (Varlamov, 2016, S. 2).

Östrogen ist ein geschlechtsspezifischer Stoffwechselregulator, der den weiblichen Organismus vor metabolischem Stress bei Überernährung und Übergewicht bei einer positiven Energiebilanz schützt. Während einer negativen Energiebilanz im Fall einer Unterernährung und einem Kaloriendefizit wird die weibliche Fortpflanzungsfunktion unterdrückt, um die Lebensdauer zu verlängern (Varlamov, 2016, S. 2).

In Tab. 3 werden die geschlechtsspezifischen Wirkungen von Östrogen auf die Stoffwechselprozesse zusammenfassend dargestellt.

Tab. 3: Geschlechtsspezifischen Wirkungen von Östrogen (eigene Darstellung in Anlehnung an Varlamov, 2016, S. 3)

Einfluss von Östrogen auf folgende Stoffwechselprozesse	bei Männern	bei Frauen
Insulinsensitivität und Energiestoffwechsel in der Skelettmuskulatur	inkonsistente Studien	erhöht
Insulinsensitivität der Muskelzellen	erhöht	erhöht
Myogenese	erhöht	erhöht
Insulinaktivität im Fettgewebe	keine Befunde	erhöht
Lipolyse	keine Effekte	inkonsistente Studien
Adipogenese	keine Befunde	senkt
Insulinaktivität in der Leber	erhöht	erhöht
Lipogenese in der Leber	senkt	senkt

3.6.4 Progesteron

Progesteron stellt das wichtigste Gestagen dar. Vor allem im weiblichen Zyklus spielt es eine wichtige Rolle. Es bereitet die Gebärmutterschleimhaut auf die Einbettung der befruchteten Eizelle vor und verhindert eine weitere Follikelreifung, falls eine Befruchtung stattgefunden hat (Krug, 2015).

Progesteron kann bei Frauen als ein funktioneller Antagonist von Östrogen betrachtet werden. Der weibliche Zyklus besteht aus den periodischen Änderungen der Östrogen- und Progesteronspiegel, die sich dementsprechend auf den Stoffwechsel auswirken. Während der Follikelphase (erste Hälfte des Zyklus) ist der Östrogenspiegel im Verhältnis zum Progesteronspiegel höher und dadurch ist der Glukosestoffwechsel effektiver. Östrogen verbessert die Insulinsensitivität der Zielzellen, während Progesteron sie hemmt. Mit dieser Erkenntnis kann man behaupten, dass der weibliche Stoffwechsel durch das Verhältnis von Östrogen zu Progesteron bestimmt, beziehungsweise beeinflusst wird (Varlamov, 2016, S. 2).

Abb. 7 stellt den weiblichen Zyklus mit den periodischen Änderungen der Östrogen- und Progesteronspiegel dar.

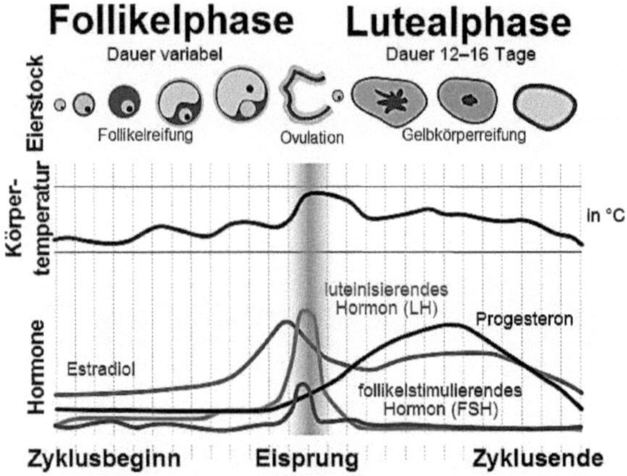

Abb. 7: Der weibliche Menstruationszyklus (Steiner, 2007)

Progesteron, wird bei Männern und Frauen gleichermaßen produziert, jedoch in unterschiedlichen Mengen. Bei Männern wird Progesteron in den Hoden produziert, in geringen Mengen wird es bei beiden Geschlechtern in der Nebennierenrinde synthetisiert (Kampitsch & Zippel, 2016, S. 38). Es gilt mit seiner beruhigenden, schlaffördernden, angstlösenden, entspannenden, entkrampfenden und entwässernden Wirkung als ein wichtiger Gegenpol zu Testosteron und Östrogen (Krug, 2015).

Laut Helga Libowski (2016) kommt ein Mangel an Progesteron bei beiden Geschlechtern häufiger vor, als bisher bekannt. Gemeinsam mit Cortisol, hat Progesteron einen großen Einfluss auf die Schilddrüsenaktivität und die Blutzuckerregulierung. Nur selten werden einem Progesteronmangel Symptome, wie:

- Heißhunger,
- Antriebsschwäche,
- chronische Müdigkeit,
- depressive Verstimmungen,
- Migräne, Übergewicht,
- Zyklusunregelmäßigkeiten, prämenstruelles Syndrom,
- Wechseljahresbeschwerden,
- Osteoporose
- und Wasseransammlungen im Gewebe, zugeordnet (Libowski, 2016).

3.7 Östrogendominanz

In den letzten Jahren wurde immer mehr auf Dysbalancen im Hormonsystem aufmerksam gemacht. Adipositas, vermehrter Alkoholkonsum, überschüssiger Süßigkeiten- und Weizenverzehr, Dauerstress, Xenoöstrogene in Wasser und Lebensmitteln können zur Entstehung einer Östrogendominanz führen. Bei einer Östrogendominanz geraten die Hormone Östrogen, Testosteron und Progesteron aus dem Gleichgewicht, was bei Frauen zu Uterusmyomen, Zervixdysplasie, Eierstockzysten, sowie Brustkrebs führen kann. Bei Männern kann dieses hormonelle Ungleichgewicht Prostatakrebs verursachen. Zu den Symptomen einer Östrogendominanz gehören: Angstzustände (oft auch im Zusammenhang mit Depressionen), Stimmungsschwankungen, ständige Müdigkeit und Schlaflosigkeit, Kopfschmerzen, Libidoverlust, Gewichtszunahme an den Beinen und der Hüfte, Blähungen, Gallenblasenerkrankungen sowie Obstipation und Ödeme (Krug, 2015).

Ilse Kravack hat in ihrem Artikel „Hormone im Wandel" (2012) folgende Ursachen für eine Östrogendominanz aufgelistet:

Bei Frauen:

- Orale Kontrazeptiva → ohne Zyklus wird kein Progesteron gebildet
- Viszerale Adipositas → verursacht erhöhte Aromatase-Aktivität
- Postmenopausale endokrine Veränderungen → Absinken des Progesteronspiegels
- Xenoöstrogene → Weichmacher in Kunststoffflaschen und Lebensmittelverpackungen, Deodorants, Dosen, Weichspüler und Pestizide

Bei Männern:

- Erhöhte Konzentration des Sexualhormon-bindenden Globulins → im Alter, Hyperthyreose, Alkoholkonsum und Insulinresistenz
- Adipositas → erhöhte Aromatase-Aktivität
- Xenoöstrogene (Kravack, 2012).

Eine weitere Ursache der Östrogendominanz stellt das stressbedingte Absinken des Progesteronspiegels dar. Progesteron ist eine Hormonvorstufe anderer Steroide und wird während einer Stressbelastung in Cortisol umgewandelt, um die Stressbewältigung entsprechend erhöhen zu können (Krug, 2015).

Zu einer gesteigerten Östradiolsynthese durch das Enzym Aromatase können auch andere Lebensstil-bedingte Ursachen beitragen. Beispielsweise führt eine konstante Erhöhung des Insulinspiegels, verursacht durch Alkohol- und Süßigkeitenkonsum, zu einer Stimulation der Aromatase-Aktivität (Krug, 2015).

Eine Östrogendominanz wird am effektivsten über die Speicheldiagnostik bestimmt. Sie ist genauer als eine Blutdiagnostik, da die Hormone im Speichel im Gegensatz zum Blut ohne ein Tragemolekül vorliegen (Schwesig-Seebach, 2014).

In Abb. 8 ist der Entstehungsprozess von Östrogendominanz schematisch dargestellt.

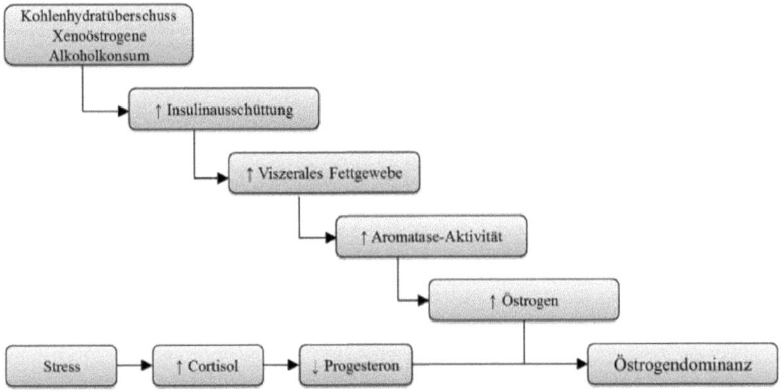

Abb. 8: Entstehung einer Östrogendominanz (eigene Darstellung)

3.8 Ursachen hormoneller Dysbalancen

„Man ist, was man isst." Diesen Spruch kennt bestimmt jeder. Übergewichtigen wird immer noch häufig gesagt, dass sie einfach nur weniger essen müssen, um Fett abzubauen. Was dabei missachtet wird ist die Tatsache, dass überschüssiges Körperfett auch in einem hormonellen Zusammenhang zu sehen ist (Libowski, 2016).

3.8.1 Ernährungsbedingte Einflüsse

Die Ernährung hat einen großen Einfluss auf den Hormonhaushalt im menschlichen Körper. Zuckerhaltige Lebensmittel und schnell verdauliche Kohlenhydrate in unserer Nahrung sorgen für eine abrupte Insulinausschüttung. Insulin ist ein „Speicherhormon" und sorgt für die Fetteinlagerung vornehmlich in viszeralem Fettgewebe um die Körpermitte. Je mehr Kohlenhydrate mit einem hohen glykämischen Index täglich gegessen werden, umso mehr gewöhnt sich der Körper an einen erhöhten Insulinspiegel (Kravack, 2012).

Der glykämische Index beschreibt die blutzuckersteigernde Wirkung eines kohlenhydrathaltigen Lebensmittels. Als Referenzgröße gilt hierbei der Blutzuckeranstieg nach dem Verzehr von 50g Glukose oder Weißbrot (Hauner, 2006, S. 42).

Zu den Lebensmitteln mit einem hohen glykämischen Index (>70) gehören beispielsweise Haushaltzucker, Säfte, gekochter Reis, gebackene Kartoffeln, Honig und Weißbrot (Mannhart & Colombani, 2001, S. 127)

Cholesterin und fettreiche Lebensmittel werden aus Angst vor einem zu hohen Cholesterinspiegel und damit zusammenhängenden Herz-Kreislauf-Erkrankungen oft aus der Ernährung gestrichen. Diese bilden allerdings die Basis für die Testosteron- und Östrogensynthese und stellen damit normal hohe Spiegel der Sexualhormone sicher. Über eine negative Rückkopplung kann der Körper die Eigenproduktion von Cholesterin bei vermehrtem Zufuhr über die Nahrung reduzieren und durch die Aktivierung enzymatischer Systeme eine erhöhte Umsetzung in Folgehormone aller Hormonklassen ermöglichen (Kampitsch & Zippel, 2016, S. 22).

Ein regelmäßiger und ausgeprägter Hopfenkonsum in Form von Bier resultiert bei Männern in einem „Bierbauch" und vermehrter Bildung von Brustgewebe aus der Verschiebung des hormonellen Gleichgewichts in Richtung Östrogene. Das Entstehen einer Östrogendominanz bringt anschließend eine erektile Dysfunktion, Impotenz und eine schlechte Spermienqualität mit sich. Hopfen ist ein potentes Phytoöstrogen, das sich auf der anderen Seite durchaus positiv auf den Aufbau von Muskelmasse, Fettverbrennung und Fortpflanzungsfähigkeit bei Frauen auswirkt (Kampitsch & Zippel, 2016, S. 94).

3.8.2 Umweltbedingte Einflüsse

Viele in der industriellen Welt eingesetzten Stoffe, wie Konservierungsmittel, Pestizide, Insektizide und Weichmacher, auch als „Xenohormone" bekannt, haben oft eine stärkere physiologische Wirkung auf den Körper als ihre endogenen Vertreter. Pthalate und Bisphenole, die in vielen Plastikverpackungen von Lebensmitteln enthalten sind, gelangen in unseren Körper und sammeln sich dann im Fettgewebe an, was auch zu Hormonstörungen führen kann. Es wird vermutet, dass Pthalate eine Gewichtszunahme begünstigen, die Fortpflanzungsfähigkeit negativ beeinflussen und das Risiko einer Insulinresistenz erhöhen (Matthai, 2013). Weichmacher sind spezielle chemische Substanzen, die von der Kunststoffindustrie für die Verarbeitung von Plastik benötigt werden. Grundsätzlich wird Plastik erst durch Weichmacher formbar und je weicher ein Kunststoff ist, desto mehr Weichmacher wurden bei der Herstellung verwendet. Leider verbleiben Weichmacher nicht im Kunststoff, sondern diffundieren in die verpackten Lebensmittel. Betroffen sind beispielsweise Plastikflaschen, Wurst- und Käseverpackungen oder Tetrapacks. Zu hormonellen Disruptoren, welche in den menschlichen Hormonstoffwechsel eingreifen, gehören auch Parabene welche in Duschgels, Shampoo, Cremes und anderen Kosmetikprodukten enthalten sind. Vor allem wird der Testosteronspiegel des Mannes negativ beeinflusst, was zu Potenzschwäche und reduzierter Leistungsfähigkeit führen kann. Hormonelle Verhütungsmittel, wie die Pille, lassen sich biologisch nicht abbauen, häufen sich damit im Grund-, sowie im Trinkwasser an und werden dadurch täglich von Menschen aufgenommen (Kampitsch & Zippel, 2016, S. 31).

3.8.3 Altersbedingte Einflüsse

Bei Männern steigt der Östrogenspiegel mit zunehmendem Alter, aufgrund der erhöhten Produktion des Enzyms Aromatase. Doch können auch andere Faktoren wie gestörte Leberfunktion, Zinkmangel, Übergewicht, Alkoholkonsum und manche Medikamente die Östrogenproduktion im männlichen Körper fördern (Smith, 2016).

Cortisol, das in den Nebennieren produziert wird, ist das einzige Hormon, dessen Spiegel mit zunehmendem Alter ansteigt. Es beeinflusst das Testosteron-Östrogen-Verhältnis und das DHEA-Insulin-Verhältnis. Cortisol ist lebensnotwendig, doch zu viel von diesem Hormon hat negative Auswirkungen auf den Körper. Stress und depressive Verstimmungen verursachen hohe Cortisolkonzentrationen, was langfristig das Immunsystem beeinträchtigt und das Risiko für Osteoporose, Diabetes, hohen Blutdruck, Cholesterin- und Blutzuckerspiegel erhöht. Wenn Cortisol erhöht ist, sinkt die Progesteronproduktion und dessen Aktivität. Auch ein erniedrigter Östrogenspiegel bei Frauen erhöht den Cortisolspiegel (Smith, 2016).

3.9 Natürliche Methoden der Hormonregulation und Fettreduktion

Mit Hilfe von hormonaktiven Pflanzen kann eine Wiederherstellung des hormonellen Gleichgewichts ermöglicht werden.

Die so genannten Phytohormone dieser Pflanzen entfalten im menschlichen Organismus eine hormonähnliche Wirkung und können in Phytoöstrogene und Phytoandrogene unterteilt werden (Kampitsch & Zippel, 2016, S. 85).

3.9.1 Phytoöstrogene

Phytoöstrogene haben eine strukturchemische Ähnlichkeit und Wirksamkeit wie die humanen Östrogene (Kampitsch & Zippel, 2016, S. 86). Bei Frauen verbessern zum Beispiel Isoflavone, welche in Sojabohnen enthalten sind, die Herz-Kreislauf-gesundheit, erhöhen die Knochendichte und fördern eine bessere Hirnaktivität sowie -leistung (Kampitsch & Zippel, 2016, S. 117). Zu phytoöstrogenhaltigen Lebensmitteln gehören: Hopfen, Leinsamen, Bohnen, Kichererbsen, Feigen, Pflaumen, Süßkartoffeln, Pistazien, Datteln und Mandeln (Kampitsch & Zippel, 2016, S. 121).Insgesamt bieten Phytoöstrogene positive antioxidative Effekte, schützen vor Krebs und Osteoporose, lindern Wechseljahresbeschwerden, steigern die körperliche Leistungsfähigkeit und die Proteinsynthese im weiblichen Organismus (Kampitsch & Zippel, 2016, S. 94).

3.9.2 Phytoandrogene

Phytoandrogene binden im Körper an Androgenrezeptoren und wirken dementsprechend androgenartig auf den Stoffwechsel (Kampitsch & Zippel, 2016, S. 125). Bei Männern erhöhen Phytoandrogene die Knochendichte, verbessern die Fruchtbarkeit, erhöhen die sexuelle Leistungsfähigkeit, unterstützen den Zuwachs an Muskelmasse, fördern die geistige Leistungsfähigkeit und schützen vor Prostaterkrankungen (Kampitsch & Zippel, 2016, S. 126). Zu den phytoandrogenhaltigen Lebensmitteln gehören unter anderen Arganöl, Olivenöl, Rapsöl, Banane, Brokkoli, Spinat, Quinoa, Hafer, Hefe, Kakao, Beeren, Ingwer, Zwiebel, grüner Tee und Trauben (Kampitsch & Zippel, 2016, S.131ff).

3.9.3 Hormonhaushalt regulierende Ernährung

Um Körperfett erfolgreich reduzieren zu können ist es wichtig zu wissen, wie man sich zu ernähren hat. Radikaldiäten und Fastenkuren sind nicht besonders empfehlenswert und sorgen eher für Muskel- anstatt von Fettverlust. Fett in unserer Nahrung wird oft als schädlich und „böse“ bezeichnet, wobei es ganz im Gegenteil ein hervorragender Energieträger und essentiell für die Aufnahme der fettlöslichen Vitamine A, D, E und K ist (Kampitsch, & Zippel, 2016, S. 305). Allerdings sollte Fett nie zusammen mit hochglykämischen Kohlenhydraten verzehrt werden. Weißes Mehl, Pommes, weißer Reis und Haushaltzucker sollten reduziert oder sogar komplett aus der Ernährung gestrichen werden. Zucker und jegliche Form von Kohlenhydraten sind für den Menschen verzichtbare Nahrungsquellen. Auf der anderen Seite sind Proteine und Fette für unseren Körper lebensnotwendig. Cholesterin stellt die hormonelle Vorstufe aller Hormone dar, somit kann der Körper mit gesättigten Fettsäuren in Maßen gut umgehen (Kampitsch & Zippel, 2016, S. 307).

Überschüssiges Bauchfett trägt langfristig zu einem erhöhten Cortisolspiegel bei, der durch Stress verursacht wird. Kohlenhydratreiche Mahlzeiten erhöhen zusätzlich den Cortisolspiegel, wohingegen er durch Protein- oder fettreiche Mahlzeiten sogar geringfügig gesenkt werden kann. Ein niedriger Cortisolspiegel und hohe muskelaufbauende Testosteron- und Östrogenwerte spielen eine wichtige Rolle für die erfolgreiche Fettreduktion (Kampitsch & Zippel, 2016, S. 309).

4 Methodik

Dieses Kapitel beschreibt das methodische Vorgehen der durchgeführten Literaturrecherche.
Abb. 9 dient einer graphischen Darstellung der methodischen Vorgehensweise.

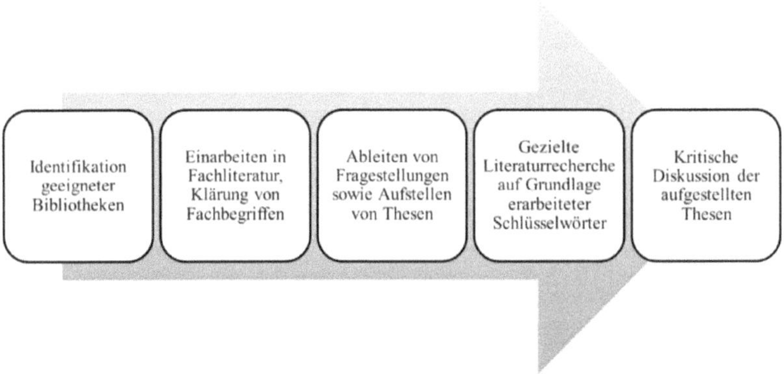

Abb. 9: Methodische Vorgehensweise (eigene Darstellung)

Mehrere Datenbanken wurden im Rahmen dieser Arbeit systematisch durchgesucht. Anhand erster Überlegungen bezüglich der Themen des gegenwärtigen Kenntnisstandes sowie durch eigene Vorkenntnisse in den Bereichen Anatomie, Physiologie und Ernährungswissenschaften wurden möglichst aktuelle wissenschaftliche Arbeiten recherchiert, um die ersten Zusammenhänge zwischen hormonellen Dysbalancen und Übergewicht herausarbeiten zu können.

Die Recherche nach Fachbüchern, wissenschaftlichen Artikeln und Studien ist in folgenden Bibliotheken und Datenbanken durchgeführt worden:

- Universitätsbibliothek Stuttgart
- Thieme Verlag
- PubMed
- Springer Link
- Google Scholar

Im Rahmen der vorliegenden Arbeit ergaben sich folgende Fragen, welche systematisch im Prozess der Literaturrecherche beantwortet worden sind:

- Was ist Adipositas/Übergewicht und welche Risiken bringt es mit sich?
- Welche Botenstoffe haben einen Einfluss auf das Fettgewebe?
- Welche Rolle spielt das Fettgewebe hinsichtlich endokriner Prozesse im menschlichen Körper?
- Wie wirkt sich Stress auf Übergewicht aus?
- Welche Rolle spielen die Geschlechtshormone in Bezug auf das Körperfett?
- Wie entstehen Dysbalancen zwischen den Geschlechtshormonen?
- Wie können diese hormonelle Dysbalancen beseitigt werden?

Während der Recherche war es essentiell ein Quantum neuer Fachbegriffen zu erfassen und kognitiv gründlich zu verarbeiten. Nachdem die physiologischen Wirkungsweisen der Hormone verstanden worden sind, konnten viele Zusammenhänge logisch daraus abgeleitet werden. Im Anschluss wurde nach wissenschaftlichen Artikeln gesucht, welche die eigenen Thesen bestätigen konnten. Bei der Angabe der Schlüsselwörter in die Suchmaschinen musste Kreativität angewendet und oft mehrere Schlüsselworte kombiniert werden um themenrelevante Artikel zu finden.

Tab. 4 stellt die erarbeiteten Schlüsselwörter/Begriffe im Kontext der relevanten Themenbereiche in deutscher und englischer Sprache dar.

Tab. 4: Gesuchte Schlüsselwörter/Begriffe (eigene Darstellung)

Deutsche Suchwörter	Englische Suchwörter
Definition Übergewicht, Adipositas	Obesity, overweight
Fettgewebe, endokrines Organ	Visceral fat
Insulin	Stress and adipose tissue
Insulinresistenz, Viszerales Fettgewebe	Cortisol, HPA-axis
Wachstumshormon	Growth hormone
Stress, Übergewicht	Insulin resistance
Cortisol, HPA-Achse	Testosterone
Sexualhormone, Übergewicht	Estrogen
Östrogen	Metabolic syndrome
Testosteron	Hormone imbalances
Progesteron	Sex hormones, fat distribution
Östrogendominanz	Android and gynoid body form
Progesteronmangel	Testosterone defficiency in men
Fettverteilung	Effects of estrogen on insulin
Hormonelle Dysbalancen	

Für die Arbeit war die Aktualität der untersuchten Themen essentiell, deshalb wurden mit einer Ausnahme (Björntorp, 1997) nur Quellen aus dem Jahr 2000 oder danach verwendet. Am Anfang galt es den Begriff Adipositas unter verschiedenen Aspekten zu beleuchten und klar zu definieren. Des Weiteren wurden verbundene Risiken ausführlich recherchiert. Da aus den ersten Erkenntnissen ein Zusammenhang zwischen der viszeralen Adipositas und dem metabolischen Syndrom ersichtlich wurde, musste das Fettgewebe als ein endokrines Organ, in dem zahlreiche Botenstoffe sezerniert werden, betrachtet und beschrieben werden. Im nächsten Schritt wurden Insulin und seine Funktionen in Bezug auf Übergewicht beleuchtet. Da psychischer Stress heutzutage ein sehr aktuelles Thema ist, galt es auch der Zusammenhang zwischen Stress und Übergewicht zu recherchieren. Aus der Recherche über das Stresshormon Cortisol ist ein Zusammenhang zwischen der Wechselwirkung von Cortisol und den Geschlechtshormonen entstanden. Um die Stoffwechselprozesse besser zu verstehen, mussten die einzelnen Geschlechtshormone Testosteron, Östrogen, Progesteron und ihre Physiologie herausgearbeitet werden. Anschließend wurde nach wissenschaftlichen Artikeln über hormonelle Dysbalancen gesucht. Viele gefundene Beiträge befassen sich mit einer Östrogendominanz sowie Progesteron- und Testosteronmangel. Diese hormonellen Veränderungen sind das Hauptthema dieser Arbeit, dementsprechend wurden sie ausführlich beschrieben und es wurde nach ihren Ursachen geforscht. Da vermutet wird, dass das Entstehen eines hormonellen Ungleichgewichts eine mögliche Ursache für Übergewicht ist, mussten Maßnahmen und Empfehlungen zur Beseitigung der hormonellen Dysbalancen diskutiert werden.

5 Ergebnisse

Eine große Zahl aktueller wissenschaftlichen Arbeiten weist auf hormonelle Dysbalancen, als eine Ursache für das Entstehen von metabolischen Komplikationen und Übergewicht, hin. Eine wichtige Erkenntnis stellt der Unterschied zwischen den geschlechtsspezifischen physiologischen Wirkungsweisen von Testosteron und Östrogen dar (Mauvais-Jarvis, 2015; Alemany, 2012, S. 279; Björntorp, 1997; Varlamov, 2016, S.4).

Kampitsch & Zippel (2016, S. 94), Kravack (2012), Krug (2015), Libowski (2016) und Smith (2016) beschreiben in ihren Arbeiten das Phänomen Östrogendominanz, bzw. Progesteronmangel und seine mögliche Ursachen.

Schaaf (2015); Stelzer, Stelzer & Stelzer-Weigt (2007) beziehen sich auf einen Testosteronmangel als Ursache für Übergewicht bei Männern und damit verbundene Erkrankungen, wie das metabolische Syndrom, Depression und chronische Müdigkeit.

Die Fachbücher „Natural Doping" von Kampitsch und Zippel (2016), „Leichter werden: Vom richtigen Umgang mit dem Körper" von Matthai (2013), „Die Progesteron-Diät: Ihr Fahrplan zum Schlankwerden" von Libowski (2016) beschreiben mögliche Ansätze für die Beseitigung hormoneller Dysbalancen auf eine natürliche Weise mit Hilfe einer gezielten Ernährungsumstellung.

In Tab. 5 sind die recherchierte Literaturergebnisse zusammenfassend dargestellt und der Zusammenhang zwischen hormonellen Dysbalancen und Übergewicht klar aufgezeigt.

Tab. 5: Zusammenfassung der Literaturergebnisse bezüglich hormoneller Dysbalancen und Übergewicht (eigene Darstellung)

Quelle:	Kernaussage:
Alemany, 2012.	• erhöhte Aromatase-Aktivität bei übergewichtigen Männern mit metabolischen Syndrom senkt den Testosteronspiegel → Hypoandrogenismus • Glukokortikoide: Hemmung der Synthese von Androgenen → katabole Wirkung auf den Körper
Björntorp, 1997.	• Geschlechtshormone, Glukokortikoide, Insulin und das Wachstumshormon → Regulatoren der Fettverteilung • Cortisol & Insulin → Akkumulation von Lipiden im viszeralen Fettgewebe • gesunde Östrogen-/Testosteronspiegel → reduzieren die viszerale Fettmasse

Quelle:	Kernaussage:
Kampitsch & Zippel, 2016.	• tägliche Aufnahme von Xenoöstrogenen → nachhaltige Wirkung auf Zeugungsfähigkeit, Gesundheit und Leistungsfähigkeit
Kravack, 2012.	• Ursachen einer Östrogendominanz bei Frauen: Orale Kontrazeptiva, viszerale Adipositas, postmenopausale endokrine Veränderungen und Xenoöstrogene. • Ursachen einer Östrogendominanz bei Männern: Xenoöstrogene, der Anstieg des Fettgewebes und der Aromatase-Aktivität und der Anstieg des Sexualhormon bindenden Globulins im Alter
Krug, 2015.	• Östrogendominanz entsteht durch: vermehrten Alkoholkonsum, Süßigkeitenkonsum, Dauerstress, Xenoöstrogene in Lebensmitteln, Wasser und Kosmetikprodukten
Libowski, 2016.	• Überernährung bei Übergewichtigen hat hormonelle Hintergründe • zu hohe Östrogen- und zu niedrige Progesteronspiegel → Übergewicht
Matthai, 2013.	• über Nahrung aufgenommene hormonaktive Substanzen als potenzielle Störfaktoren des endokrinen Systems • Pthalate und Bisphenole sammeln sich im Fettgewebe → Hormonstörungen → Übergewicht, Insulinresistenz, Fortpflanzungsunfähigkeit
Mauvais-Jarvis, 2015.	• gesunder Östrogenspiegel bei Frauen = gesunder Glukosehaushalt • Insulinresistenz durch Menopause und Orale Kontrazeptiva
Schaaf, 2015.	• viszerales Fettgewebe = endokrines Organ → Wechselwirkung mit Testosteron • Männer mit Testosteronmangel → Depressivität, sexuelle Funktionsstörungen, Umverteilung der Körperzusammensetzung: ↓ Muskelmasse, ↑ Bauchfett
Smith, 2016.	• zu hoher oder zu niedriger Testosteronspiegel bei Frauen → Übergewicht • Faktoren, die den Östrogenspiegel bei Männern erhöhen: pathologisch veränderte Leberfunktion, Zinkmangel, Übergewicht, übermäßiger Alkoholkonsum, environmentale Östrogene und manche Medikamente • zu hohe Östrogenwerte bei Männern → Herz-Kreislauf Erkrankungen
Stelzer, Stelzer & Stelzer-Weigt, 2007.	• erniedrigter Testosteronspiegel bei Männern→ Anstieg von Bauchfett, chronische Müdigkeit, Depression
Varlamov, 2016.	• Geschlechtshormone als essentielle Regulatoren der Fortpflanzungsfunktion und des Stoffwechsels • Dysbalancen der Geschlechtshormone → Unfruchtbarkeit, Übergewicht, Glukosenintoleranz, Dyslipidämie und erhöhter Appetit
Zitzmann, 2009.	• niedrige Testosteronwerte bei Männern → metabolisches Syndrom • Hypogonadale Männer → erhöhte Fettmasse • Testosteronmangel bei Männern = Risikofaktor für Herz-Kreis-

	lauf Erkrankungen • Testosteronersatztherapie → Senkung der Risiken

Die Auswirkung der Sexualhormone auf den Fettanteil sowie die Fettverteilung bei Männern und Frauen sind von ihren Mengen, Verhältnissen und Interaktionen mit anderen Hormonen abhängig.

Tab. 6 fasst die geschlechtsspezifischen Bedeutungen von Östrogen und Testosteron zusammen:

Tab. 6: Übersichtliche Darstellung der geschlechtsspezifischen Bedeutungen von Östrogen und Testosteron (eigene Darstellung)

Wirkung auf den weiblichen Körper	Wirkung auf den männlichen Körper
Östrogenüberschuss → gynoides Fettverteilungsmuster (Alemany, 2012, S.273)	Testosteron → androides Fettverteilungsmuster (Alemany, 2012, S.273)
Stark reduzierter Östrogenspiegel → androides Fettverteilungsmuster (Alemany, 2012, S. 273)	Testosteron reduziert viszerales Fett (Alemany, 2012, S. 273)
Normaler Östrogenspiegel → Schutz vor Übergewicht, Reduktion des Körperfetts (Varlamov, 2016, S. 2)	Gesunder Testosteronspiegel → Schutz vor viszeralem Adipositas (Alemany, 2012, S. 273)
Östrogen = Hauptantagonist von Cortisol (Alemany, 2012, S.279)	Testosteron = Hauptantagonist von Cortisol (Alemany, 2012, S. 273)
Östrogen erhöht die Insulinsensitivität (Varlamov, 2016, S. 3)	Östrogen erhöht die Insulinsensitivität (Varlamov, 2016, S. 3)
Testosteron fördert Fettabbau und Muskelaufbau (Smith, 2016)	Östrogen fördert Fettzunahme (Alemany, 2012, S. 273)
Testosteron senkt die Insulinsensitivität (Varlamov, 2016, S. 3)	Testosteron erhöht die Insulinsensitivität (Varlamov, 2016, S. 3)

6 Diskussion

6.1 Kritische Betrachtung der eigenen Vorgehensweise

Aufgrund der Komplexität und des Umfangs des Kenntnisstandes bezüglich des menschlichen Hormonhaushalts beschränkt sich diese Arbeit hauptsächlich auf die Wirkungsweisen von Cortisol, Glukagon, Insulin und den Geschlechtshormonen. Zu den Regulatoren des Fettgewebes gehören zusätzlich die Schilddrüsenhormone und das Wachstumshormon (Björntorp, 1997). Die Funktionen der Schilddrüsenhormone und deren Einfluss auf den Stoffwechsel wurden im Rahmen dieser Arbeit nicht beschrieben. Die persönliche Zielstellung für diese Arbeit war es, den Fokus auf physiologische Aspekte zu legen, ohne eine weiterführende Betrachtung der genetischen Prädisposition für Übergewicht vorzunehmen. Dadurch soll der bemerkenswerte Einfluss der Geschlechtshormone auf das Fettgewebe aufgezeigt werden. Ob Übergewicht genetisch bedingt ist, wird kontrovers diskutiert, wurde aber in dieser Arbeit nicht betrachtet. Dank der Popularität und zunehmendem Interesse der breiten Bevölkerung am Thema der hormonellen Dysbalancen sind auch viele wissenschaftlich unzuverlässige Quellen im Internet zu finden. Um einen objektiven und verlässlichen Eindruck des wissenschaftlichen Kenntnisstandes zu erhalten, wurden für diese Arbeit nur renommierte Quellen verwendet. Während der Recherche wurde systematisch vorgegangen, um das Abweichen vom Thema zu vermeiden.

6.2 Kritische Betrachtung der Ergebnisse

Kritisch betrachtet sind die Ergebnisse dieser Literaturarbeit sehr komplex und können daher nicht mit wenigen Worten zusammengefasst werden. Man kann allerdings behaupten, dass Sexualhormone geschlechtsspezifische Wirkungen in einer Abhängigkeit ihrer absoluten Werte auf den menschlichen Stoffwechsel aufweisen und ihre Schwankungen mit pathologischen Folgen zusammenhängen. Ein großes Problem stellt bei beiden Geschlechtern ein umweltbedingter Östrogenüberschuss dar, der jeweils in Übergewicht resultiert.

Die Ergebnisse dieser Literaturarbeit beziehen sich auf erwachsene Männer und Frauen. Die Stoffwechselprozesse, hormonellen Einflüsse, Ursachen und Folgen von Adipositas bei Kindern und Jugendlichen wurden in dieser Literaturrecherche nicht betrachtet.

Es ist bemerkenswert, wie viele Wissenschaftler, Ärzte, Heilpraktiker und Ökotrophologen sich mit dem Thema der hormonellen Dysbalancen und deren Einfluss auf den menschlichen Körper befasst haben. Die Kernaussagen sind eindeutig. Alle gefundenen Quellen bestätigen den Zusammenhang zwischen hormonellen Dysbalancen und Übergewicht, beziehungsweise den Einfluss von Geschlechtshormonen auf das Fettgewebe und auf zahlreiche Stoffwechselprozesse im menschlichen Körper. Dennoch sind die geschlechtsspezifischen Einflüsse von Östrogen und Testosteron von ihrem Verhältnis zueinander sowie den absoluten Mengen abhängig. Für eine Frau sind Östrogene wichtige Regulatoren des Stoffwechsels. Ein gesunder Östrogenspiegel kann den Fettstoffwechsel der Frau verbessern, indem er die Produktion der Wachstumshormone anregt und die Produktion von Insulin hemmt, was zu einer Senkung des Glukosestoffwechsels und der Erhöhung der Utilisation freier Fettsäuren führt (Ashley, Kramer & Bishop, 2000). Niedrige Östrogenwerte aufgrund einer natürlichen oder operativen Menopause führen zu einer abrupten metabolischen Rate, viszeralem Adipositas und metabolischem Syndrom (Gupte, Pownall & Hamilton, 2015, S. 1). Ein Abfall der Östrogenwerte hängt einschließlich mit einer Insulinresistenz zusammen und kann das Risiko für Brust-, Endometrium- und Eierstockkrebs erhöhen, da diese Organe den größten Bedarf an Östrogen aufweisen. Eine gezielte Hormonersatztherapie nach der Menopause kann die Insulinsensitivität verbessern und das Risiko für die Entstehung von Karzinomen senken (Suba, 2012, S. 123). Östrogen steht mit dem Blutzucker regulierenden Insulin in einer Wechselwirkung. Zu viel Östrogen (im Fall einer Östrogendominanz bzw. eines Progesteronmangels) fördert Schwankungen des Blutzuckerspiegels, indem es die Bauchspeicheldrüse und das Insulin bei ihrer Aufgabe behindert, was zu einer Unterzuckerung und zu der Entstehung von Diabetes mellitus Typ II führen kann (Marbach, 2009). Zusammengefasst kann man behaupten, dass beide Extreme gesundheitliche Probleme, vor allem das Entstehen einer Insulinresistenz mit ihren Folgeerkrankungen und Übergewicht beim weiblichen Geschlecht, verursachen. Bei Männern verursacht zu viel Östrogen Hypoandrogenismus, Übergewicht und das metabolische Syndrom (Alemany, 2012, S. 273).

Auch Testosteron weist unterschiedliche geschlechtsspezifische Wirkungsweisen auf. Zu viel von diesem Hormon ist bei Frauen für das metabolische Syndrom, Hyperandrogenismus, Insulinresistenz und Übergewicht verantwortlich (Varlamov, 2016, S.3). Dem gegenüber verringert ein gesunder Testosteronspiegel bei Männern die Akkumulation des viszeralen Fettgewebes (Alemany, 2012, S. 273) und verbessert die Insulinsensitivität (Varlamov, 2016, S. 3). Hier ist die unterschiedliche Wirkung von

Testosteron erkennbar, bei Frauen senkt Testosteron die Insulinsensitivität und bei Männern wird sie erhöht. Zu wenig Testosteron führt beim Mann zu Hypoandrogenismus, Östrogendominanz und metabolischem Syndrom (Alemany, 2012, S. 273).

6.3 Interpretation der Ergebnisse und Schlussfolgerungen hinsichtlich künftiger medizinischer Bedeutung

Diese Literaturarbeit beleuchtet die Bedeutsamkeit der Erkenntnis, dass ein hormonelles Ungleichgewicht eine mögliche Ursache für Übergewicht ist. Die größte Problematik stellt der umweltbedingte Östrogenüberschuss bei beiden Geschlechtern dar. Dem Großteil der Bevölkerung sind die negativen Auswirkungen der täglich aufgenommenen Xenoöstrogenen aus der Nahrung, Wasser und Kosmetikprodukten nicht bewusst. Eine wichtige Schlussfolgerung dieser Erkenntnis ist die Tatsache, dass Übergewichtige über das Entstehen hormoneller Dysbalancen aufgeklärt werden müssen und sich auf Störungen des endokrinen Systems untersuchen lassen sollen. Hierbei ist eine korrekte Diagnostik seitens von Medizinern essentiell. Nur dann lassen sich zielführende Maßnahmen einleiten. Wie bereits erwähnt, stellt ein Hormon-Speicheltest die effektivste Weise für die Bestimmung des Hormonspiegels dar (Schwesig-Seebach, 2014).

Es ist sehr wichtig, alle Aspekte der Entstehung von Hormonstörungen zu betrachten und anschließend umfassend zu behandeln, da verschiedenste Störfaktoren eng miteinander zusammenhängen. Für Mediziner bedeutet es, zusätzlich eine ausführliche Anamnese der übergewichtigen Patienten durchzuführen und Faktoren wie Stress, Schlafqualität, Essgewohnheiten, körperliche Aktivität, Alkoholkonsum, Medikamenteneinnahme und psychischen Zustand dabei zu berücksichtigen. Die Entwicklung neuer Behandlungsmethoden auf der Basis empirischer Befunde bezüglich der Hormonwerte hat für eine erfolgreiche Fettreduktion und für die Beseitigung der mit Übergewicht zusammenhängenden Gesundheitsrisiken einen hohen Stellenwert.

Zu möglichen Therapieansätzen der Beseitigung von Hormonstörungen gehören:

- Akupunktur
- Phytotherapie
- Homöopathie
- Ernährungstherapie
- Bewegungstherapie
- Darmsanierung (Tuschen-Bürger, 2004).

Da Insulinresistenz aus Bewegungsmangel und gleichzeitig hoher Kohlenhydratzufuhr, insbesondere von Produkten mit hohem glykämischen Index, resultiert, lässt sie sich beispielsweise mit körperlichem Training behandeln. Der Hausarzt könnte seinen übergewichtigen Patienten somit einen genauen Trainingsplan erstellen. Vorab gilt es über eine Laktat-Leistungsdiagnostik die individuelle anaerobe Schwelle zu definieren und eine Belastung im Grundausdauerbereich I von 70-80% der Leistung an der individuellen anaeroben Schwelle zu empfehlen. Ebenso wichtig wäre ein gezieltes Krafttraining zum Muskelaufbau, was die Fettreduktion ebenso unterstützten soll (Scholl, 2005, S. 980).

Nicht nur Medizinern sollte das Thema hormonelle Dysbalancen als Ursache für Übergewicht bewusst sein. Es ist darüber hinaus empfehlenswert, dass sich Ernährungsberater und -therapeuten, Fitnesstrainer, Psychotherapeuten sowie Physiotherapeuten in gleicher Weise damit auseinandersetzen und dementsprechend übergewichtigen Kunden helfen können. Letztendlich ist eine lösungsorientierte Zusammenarbeit aller genannten Fachleute erforderlich, um die wachsende Adipositas-Epidemie mit allen ihren Risiken erfolgreich bekämpfen zu können.

7 Zusammenfassung

Adipositas, eine chronische Krankheit, die bei den Betroffenen für eine eingeschränkte Lebensqualität und ein hohes Mortalitätsrisiko sorgt, wird als über das Normalmaß hinausgehende Vermehrung des Körperfetts definiert (WHO, 2000). Neben dem Ausmaß des Übergewichts spielt ebenfalls das Fettverteilungsmuster für das Entstehen des metabolischen Syndroms, das mit Adipositas verknüpft ist, eine große Rolle. Abdominale Adipositas gilt als der größte Risikofaktor für Diabetes mellitus Typ II, Arteriosklerose und Bluthochdruck (Berg, et al., 2015). Die Weltgesundheitsorganisation (WHO) spricht inzwischen von einer Adipositas-Epidemie, wobei nach derzeitigem Trend die Zahl an Übergewichtigen in den nächsten 10 Jahren bis auf 2,7 Milliarden Menschen steigen wird, sollte sich der Trend nicht ändern (World Obesity Federation, 2015). Erst seit Kurzem ist bekannt, dass das Fettgewebe das größte endokrine Organ des menschlichen Körpers ist. Diese Erkenntnis stellt hinsichtlich der Fettreduktion einen möglichen Ansatz für neue Therapien dar (Verspohl & Weiland, 2006). Unter zahlreichen Sekretionsprodukten des Fettgewebes befinden sich auch die Geschlechtshormone Testosteron und Östrogen, die den Stoffwechsel sowie die Fettverteilung stark beeinflussen (Björntorp, 1997, S. 24). Die geschlechtsspezifischen Wirkungsweisen der Sexualhormone werden darüber hinaus von vielen Faktoren beeinflusst. Durch ungesunde Ernährung, die Aufnahme von Xenoöstrogenen, überflüssigen Alkoholkonsum und Dauerstress entstehen hormonelle Dysbalancen, die sich durch Übergewicht, metabolische Komplikationen, Krebserkrankungen, Stimmungsschwankungen, Antriebslosigkeit und Libidoverlust manifestieren (Krug, 2015).

Diese Arbeit betrachtet die Zusammenhänge zwischen hormonellen Dysbalancen und Übergewicht in Form einer ausführlichen Literaturrecherche. Insbesondere wird dabei ein Ungleichgewicht der Geschlechtshormone untersucht und dessen Auswirkung auf spezifische Stoffwechselprozesse evaluiert. Eine große Zahl aktueller wissenschaftlichen Arbeiten weist darauf hin, dass hormonelle Dysbalancen zum Entstehen von metabolischen Komplikationen und Übergewicht beitragen. Eine wesentliche Erkenntnis stellt der Unterschied zwischen den geschlechtsspezifischen physiologischen Wirkungsweisen von Testosteron und Östrogen dar (Mauvais-Jarvis, 2015; Alemany, 2012; Björntorp, 1997; Varlamov, 2016). Durch eine erhöhte Aromatase-Aktivität wird im Fettgewebe Testosteron in Östrogen umgewandelt, wodurch sich ein Zusammenhang zwischen dem Entstehen einer Östrogendominanz und Übergewicht ergibt. Je höher der

Fettanteil, insbesondere der um die Körpermitte, desto mehr Östrogen wird von den Fettzellen produziert (Mauvais-Jarvis, 2015).
Insulinresistenz, als Folge von Übergewicht, kann ebenso durch hormonelle Dysbalancen erklärt werden. Testosteron erhöht die Insulinsensitivität der Zielzellen bei Männern, aber senkt sie bei Frauen. Östrogen erhöht die Insulinsensitivität bei beiden Geschlechtern (Varlamov, 2016, S. 3). Doch zu viel Östrogen fördert Schwankungen des Blutzuckerspiegels, was, langfristig gesehen, zu einer Insulinresistenz und Diabetes mellitus Typ II führt. Des Weiteren erhöht dauerhafter Stress den Cortisolspiegel, was die Progesteronproduktion bei beiden Geschlechtern reduziert und somit wiederum in einem hormonellen Ungleichgewicht resultiert (Libowski, 2016). Cortisol senkt zusätzlich den Testosteronspiegel bei Männern und den Östrogenspiegel bei Frauen. Diese Hormone haben geschlechtsspezifisch eine anabole Wirkung, womit sich aus einer erniedrigten Konzentration der Sexualhormone ein enger Zusammenhang zu Muskelabbau und Fettzunahme ableiten lässt (Kampitsch & Zippel, S. 53).

Zusammengefasst kann behauptet werden, dass Bewegungsmangel, Überernährung, Dauerstress und Xenoöstrogene für hormonelle Dysbalancen verantwortlich sind und dadurch das Entstehen von Übergewicht begünstigen. Für eine erfolgreiche Fettreduktion und die Verbesserung des allgemeinen Gesundheitszustandes von Übergewichtigen hat ein hormonelles Gleichgewicht einen hohen Wichtigkeitsgrad. Daher ist es erforderlich, dass Ärzte, Ernährungstherapeuten, Psychotherapeuten, Physiotherapeuten und Fitnesstrainer eng miteinander kooperieren, um der von der WHO angekündigten Adipositas-Epidemie erfolgreich entgegen zu wirken.

8 Literaturverzeichnis

Alemany, M. (2012). Steroid hormones interrelationships in the metabolic syndrome: An introduction to the ponderostat hypothesis. *Hormones* 2012, 11, 272-289.

Ashley, C., Kramer, M. & Bishop, P. (2000). Estrogen and substrate metabolism. *Sports Medicine*, 29 (4), 221-227.

Batra, A., Siegmund, B. & Zeitz, M. (2005). Die Stellung von Leptin im Immunsystem - Verbindung von Endokrinologie und Immunologie. *Deutsche medizinische Wochenzeitschrift,* 130 (5), 226-229.

Berg, A., Bischoff, S., Colombo-Benkmann, M., Ellrot, T., Hauner, H., Kunze, D., Moss, A., Stefan, N., Teufel, M., Wabitsch, M. & Wirth, A. (2015). Prävention und Therapie der Adipositas. *Diabetologie und Stoffwechsel,* 10, 152-157.

Björntorp, P. (1997). Hormonal control of regional fat distribution. *Human Reproduction*, 12 (1), 21-25.

Bruns, C. & Kemnitz, J. (2004). Sex Hormones, Insulin Sensitivity, and Diabetes Mellitus. *Ilar Journal*, 45 (2), 160-169.

Douwes, F. *Hormontherapie bei Prostataerkrankungen*. Zugriff am 13.8. 2016. Verfügbar unter https://prostatakrebse.de/informationen/pdf/Douwes0404.pdf

Fischli, S. & Spinas, G. (2011). *Endokrinologie und Stoffwechsel*. Stuttgart: Georg Thieme.

Fried, S., Greenberg, A., Karastergiou, K. & Smith, S. (2012). Sex differences in human adipose tissue – the biology of pear shape. *Biology of sex Differences*, 3 (13).

Gaillard, R. (2007). Adipozyten: endokrine Hochleistungsfabriken. *Kardiovaskuläre Medizin*, 10 (1), 163-167.

Greenberg, A., Fried, S., Karastergiou, K. & Smith, S. (2012). Sex differences in human adipose tissue – the biology of pear shape. *Biology of sex differences*, 3 (13), 1-12.

Gupte, A., Pownall, H. & Hamilton, D. (2015). Estrogen: An Emerging Regulator of Insulin Action and Mitochondrial Function. *Journal of Diabetes Research*, 2015.

Guyton, A. & Hall, J. (2006). *Textbook of Medical Physiology.* 11th Edition. Philadelphia: Elsevier Saunders.

Hauner, H. (2006). Glykämischer Index und glykämische Last: relevant für die Gesundheit? *Aktuelle Ernährungsmedizin*, 31, 42-48.

Kampitsch, T. & Zippel, C. (2016). *Natural Doping*. Norderstedt: Books on Demand.

Kleine, B. & Rossmanith, W. (2014). *Hormone und Hormonsystem – Lehrbuch der Endokrinologie.* 3. Auflage. Berlin: Springer.

Klinke, R., Pape, H., Kurtz, A. & Silbernagl, S. (2010). *Physiologie*. 6. Auflage. Stuttgart: Georg Thieme.

Klöting, N., Stumvoll, M. & Blüher, M. (2007). Biologie des viszeralen Fetts. *Internist* (48), 126-133.

Kravack, I. (2012). Hormone im Wandel. *Paracelsus Magazin*, 4.

Krug, M. (2015). Zurück ins Gleichgewicht. *Deutsche Heilpraktiker-Zeitschrift*, 11 (7), 36-41.

Libowski, H. (2016). *Die Progesteron-Diät: Ihr Fahrplan zum Schlankwerden*. 1. Auflage. BoD E-Short.

Mai, K. & Spranger, J. (2007). Bedeutung der Körperfettverteilung für die Entstehung von Insulinresistenz und Typ-2-Diabetes. *Aktuelle Ernährungsmedizin*, 32 (2), 61-66.

Mannhart, C. & Colombani, P. (2001). Grundlagen der Sporternährung – die elementare Bedeutung der Energie-, Makronährstoff- und Flüssigkeitszufuhr. *Schweizerische Zeitschrift für Sportmedizin und Sporttraumatologie,* 49 (3), 125-130.

Marbach, E. (2009). *Östrogen Dominanz: Die wahre Ursache für PMS und Wechseljahrsbeschwerden*. 1. Auflage. Breisach: Marbach.

Matthai, C. (2013). *Leichter werden: Vom richtigen Umgang mit dem Körper*. 1. Auflage. Wien: Braumüller Verlag.

Mauvais-Jarvis, F. (2015). Sex differences in metabolic homeostasis, diabetes and obesity. *Biology of sex differences*, 6 (14), 1-9.

Mutschler, E., Schaible, H. & Vaupel, P. (2007). *Anatomie Physiologie Pathophysiologie des Menschen*. 6. Auflage. Stuttgart: Wissenschaftliche Verlagsgesellschaft mbH.

MVZ Labor Diagnostik Karlsruhe GmbH (2016). *Adipositas, metabolisches Syndrom, Insulinresistenz und Diabetes: Neue und therapierelevante Laboruntersuchungen*. Zugriff am 28.8.2016. Verfügbar unter: https://www.labor-karlsruhe.de/fileadmin/user_upload/pdf/infoschriften/Adipositas-Broschuere_03-2016.pdf.

Palitzsch, K. (2015). Diabetes mellitus bei endokrinen Erkrankungen – Krankheitsbilder im Kontext einer gestörten Glukosetoleranz. *Diabetes Aktuell*. 13 (5), 215-221.

Pape, D., Schwarz, R., Trunz-Carlisi, E & Gillessen, H. (2006). *Schlank im Schlaf: die revolutionäre Formel: So nutzen Sie Ihre Bio-Uhr zum Abnehmen*. 1. Auflage. München: Gräfe und Unzer.

Schaaf, L. (2015). Testosteron schützt das Diabetikerherz. *MMW-Fortschritte der Medizin*, 157 (15), 65-68.

Scholl, J. (2005). Kondition, Kraft und Grünzeug gegen Diabetes. *MMW-Fortschritte der Medizin*, 47, 980-983.

Schwesig-Seebach, E. (2014). Die Behandlung mit natur-identischen Hormonen. *Erfahrungsheilkunde,* 63 (2), 84-92.

Silverthorn, D. (2009). *Physiologie*. 4. Auflage. München: Pearson Studium.

Smith, P. (2016). *A Comprehensive Look at Hormones and the Effects of Hormone Replacement*. Zugriff am 4.8.2016. Verfügbar unter http://www.a4m.com/assets/pdf/bookstore/aamt_vol7_41_smith.pdf.

Sonnleitner, A. (2010). *Adipositas: Inflammation im viszeralen Fettgewebe*. Unveröffentlichte Dissertation, Medizinische Fakultät der Universität Ulm.

Speckmann, E., Hescheler, J. & Köhling, R. (2013). *Physiologie*. 6. Auflage. München: Elsevier.

Speckmann, E. & Witkowski, W. (2013). *Handbuch Anatomie: Bau und Funktion des menschlichen Körpers*. München: Elsevier.

Steiner, T. (2007). Image: MenstrualCycle.png. Zugriff am 24.10.2016. Verfügbar unter https://upload.wikimedia.org/wikipedia/commons/thumb/5/54/MenstrualCycle_de.svg/2000px-MenstrualCycle_de.svg.png.

Stelzer, G., Stelzer R. & Stelzer-Weigt, M (2007). Übergewicht durch Testosteronmangel? Ausgleich des Hormonspiegels hilft, gesundheitliche Risiken zu senken. *Medizin für Manager*, 46-47.

Suba, Z. (2012). Interplay Between Insulin Resistance and Estrogen Deficiency as co-Activators in Carcinogens. *Pathology and Oncology Research*, 18 (2), 123-133.

Tuschen-Bürger, E. (2004). Hormonelle Störungen im Leben einer Frau aus naturheilkundlicher Sicht. *Erfahrungsheilkunde,* 53 (9), 534-541.

Valdes, C. & Elkind-Hirsch, K. (1991). Intravenous glucose tolerance test-derived insulin sensitivity changes during the menstrual cycle. *The Journal of Clinical Endocrinology and Metabolism*, 72, 642-646.

Varlamov, O. (2016). Western-style diet, sex steroids and metabolism. *Bionica et Biophysica- Molecular Basis of Disease.* Zugriff am 20.7.2016. Verfügbar unter http://www.sciencedirect.com/science/article/pii/S0925443916301430.

Verspohl, J.& Weiland, F. (2006). Fettgewebe: Größtes endokrines Organ des Körpers. *Pharmazeutische Zeitung online.* Zugriff am 10.06.2016. Verfügbar unter http://www.pharmazeutische-zeitung.de/index.php?id=1561.

Vicennati, V., Pasqui, F., Cavazza, C., Pagotto, U. & Pasquali, R. (2009). Stress-related Development of Obesity and Cortisol in Women. *Obesity: A Research Journal*. Zugriff am 28.8.2016. Verfügbar unter: http://onlinelibrary.wiley.com/doi/10.1038/oby.2009.76/full.

Weiner, R. (2002). *Neue Chancen bei Adipositas: Magenband, Magenbypass und Magenschrittmacher*. Stuttgart: Trias.

World Obesity Federation (2015). *Global Graphs and Maps*. Zugriff am 13.7.16. Verfügbar unter http://www.worldobesity.org/site_media/uploads/WOD_slides_-_embargoed_until_11Oct15.pdf.

WHO (2000). Obesity: Preventing and managing the global epidemic. WHO Technical Report Series 894. Zugriff am 10.6.2016. Verfügbar unter http://www.who.int/nutrition/publications/obesity/WHO_TRS_894/en/.

Wechsler, J. (2003). *Adipositas: Ursachen und Therapie; mit 97 Tabellen*. 2., aktualisierte und erweiterte Auflage. Berlin: Blackwell.

Wolf, A. (2009). Wachstumshormon: Bedeutung der Substitution in der Anti-Aging-Medizin. *Zeitschrift für Orthomolekulare Medizin*, 7 (3), 18-19.

Wolf, A. (2013). Geschlechtsspezifisches Risikoprofil bei Patientinnen mit Adipositas Grad III – Chirurgische Therapie und Prognose. Zugriff am 24.10.2016. Verfügbar unter http://www.aerztinnenbund.de/pics/7/782.gif.

Zitzmann, M. (2009). Testosterone deficiency, insulin resistance and metabolic syndrome. *Natural Reviews Endocrinology,* 5, 673-681.

9 Abbildungs-, Tabellen-, Abkürzungsverzeichnis

9.1 Abbildungsverzeichnis

9.2 Tabellenverzeichnis

9.3 Abkürzungsverzeichnis

Abkürzung	Erläuterung
ACTH	Adrenocorticotrophes Hormon
BMI	Body Mass Index
CRF	Corticotropin-Releasing Hormon
DHEA	Dihydroepiandrosteron
HPA-Achse	Hypothalamus-Hypophysen-Nebennierenrinden-Achse
WHO	Weltgesundheitsorganisation
ZNS	Zentrales Nervensystem